la Génération
Solitaire
ou
Receuil de trois Editions
d'un Ouvrage pris
de l'anglois
sur le même sujet.

les deux dernieres sont plutôt
des Ouvrages Nouveaux qu'une
simple Version.

l'Ecrit Original portoit
pour Titre unique
Lucina
sine Concubitu.

On en ignore le véritable auteur.

les deux Editions de Paris
dont celle de Londres n'est qu'un
croquis sont de M. de Sainte Colombe

Notice Préliminaire
de l'Ecrit
Originairement connu
sous le Titre de
Lucina sine concubitu.

Dans les derniers mois de l'année 1749, sous la date de 1750, parut à Londres une Brochure de quarante huit pages, (ce semble traduction, en assez mauvais françois d'un ouvrage sur la génération solitaire) sous le simple titre de Lucina sine concubitu (1.) ce n'étoit qu'une Esquisse informe, mais attrayante, d'un Systeme Physique, dont l'auteur tiroit une morale critique sur les moeurs du tems. ce croquis méritoit d'être retouché. un homme de Lettres (2.) entreprit cette refonte.

(1.) c'est le premier des trois petits écrits cy-après.

(2.) m. de Sainte colombe. on ne sçait sur quel fondement la France litteraire attribue cet écrit à mr moët, depuis Directeur de l'opéra comique avec m. Monet l'ouvrage parut à Paris en aout 1750, sous le nom de Londres, par permission tacite, avec un Titre qui rendoit avec énergie le sens du premier. Lucine affranchie des Loix du Concours. (3)

Les uns le regarderent comme une Hypothese, ou plutot comme un Probleme Physique, ayant quelque chose de réel; les autres ne le prirent que pour un badinage moral; & tous se reunirent pour lui faire l'accueil le plus complet. l'Edition contenoit plusieurs additions considérables, qui en faisoient un ouvrage vraiment neuf. aussi fut-elle bientôt enlevée. les exemplaires en sont meme devenus si rares, qu'à peine en trouve-t'on dans les ventes des Bibliotheques de choix. ce qui en a fait monter le prix tres haut, (4.) nonobstant plusieurs éditions étrangeres faites en différens tems.

(3.) c'est le second imprimé de ce recueil.

(4.) il s'est vendu jusqu'à quinze francs.

Cette considération et plus encore le vœu de plusieurs personnes de mérite, ont déterminé l'auteur de l'Edition de Paris à s'exercer encore une fois sur l'ancien fond, à étendre le Systeme philosophique, à le rendre plus clair, mieux lié, plus concluant, et à y faire nombre d'additions interressantes, qui concourent à lui donner une sorte de vraisemblance, ou plutôt un air de vérité qui fait oublier la fiction. c'est en cet état que le Manuscrit fut présenté à la censure, à l'effet d'obtention, suivant l'usage, d'une nouvelle permission, pour la réimpression de cette bagatelle. l'ancien titre que l'on avoit conservé déplut à m. le Garde des sceaux, qui refusa constamment son attache, malgré l'approbation motivée d'un censeur, homme d'age et sévere sur l'article des moeurs. l'auteur se résolut donc à refondre de nouveau son Manuscrit, pour se conformer aux idées de m.r le garde des sceaux, auquel le fond de l'ouvrage n'avoit pu paroitre mauvais, puis qu'il n'en avoit pu lire que le titre.

d'ailleurs comme ce titre présentoit une idée trop vague, ne faisant pas suffisamment entrevoir l'objet moral et primitif de l'ouvrage, l'auteur pour vaincre tout obstacle, se détermina à lui en substituer un autre, presque aussi heureux, et tendant plus directement au but, mais non aussi piquant et aussi caractéristique que le précédent. la Femme comme on n'en connoit point, ou Primauté de la Femme sur l'homme.

En effet quelques observations anatomiques ont bien donné à croire que la Femme peut produire d'elle seule un corps plus ou moins formé, sans mouvement et sans vie; mais on n'a point d'Exemple qu'aucune femme ait donné le jour à un corps duement organisé et vivant. (5.) elle ne peut obtenir cet avantage que par le concours de l'homme. S'il étoit possible qu'elle s'en passat, il est

(5.) motif de la premiere partie du nouveau titre.

certain qu'en ce point, le plus essentiel à la nature, elle auroit toute Primauté sur lui. (6.) C'est cependant ce que l'on essaye d'établir dans cet écrit : non que l'on cherche positivement à en faire valoir la réalité, mais pour tirer de cette idée Physique une morale propre à la correction des vices généraux de notre tems.

Virgile et Ovide en ont fourni la premiere idée, et l'auteur, sous le nom supposé d'Abraham Johnson, n'a fait que la disposer en forme de système suivi et raisonné, dont il donne, ce semble, des preuves convaincantes, et d'autant mieux fondées que si on lui passe un instant l'existence proclamée par Virgile, d'animalcules de la race chevaline répandus çà et là, et portés comme par tourbillons dans le vague des airs, et disposés à pénétrer par la voie de l'aspiration dans l'intérieur des femelles ; si d'ailleurs on admet avec Woolaston que ces animalcules peuvent passer, par la même voie,

---

(6.) objet de la derniere partie du même Titre.

dans le corps des mâles, et aller s'établir dans leurs Lombes, pour le service de la reproduction de chaque espèce, on se met, par suite nécessaire, dans le cas d'avouer que, d'autant que la nature doit faire toutes ses opérations par la voie la plus simple, et dès-là la plus courte, ces animalcules peuvent aussi, et même plus facilement, parvenir à se loger dans le corps des femelles, sans aller chercher le détour inutile de la voie du mâle, conformement à la doctrine énoncée dans les Géorgiques de Virgile.

aussi ce premier point une fois avoué, comment ne pas admettre le second?

S'il existe en l'air des animalcules reproductifs d'une espèce quelquonque d'Etres vivans, cette espèce ne peut être seule privilégiée, d'où suit la même existence pour toutes les espèces d'Etres créés et peuplans ce vaste univers, et ainsi pour la notre. la conséquence est sensible.

ces petits animalcules ~~humains~~ trouvant dans quelques femmes privilégiéement organisées, des sujets assez bien disposés pour les recevoir, il n'est plus extraordinaire qu'ils puissent pénétrer dans leur sein, s'y établir, y prendre accroissement, et ensuite en sortir sains et vivaces par les mêmes causes qui nécessitent les accouchements ordinaires.

l'auteur réduit cette possibilité à l'acte même ; & prétendant avoir trouvé un moyen sur d'intercepter en l'air quelques uns de ces petits atomes de notre espèce, il annonce la réalisation de sa découverte comme constatée par une expérience, qui laisse d'autant moins à désirer, qu'elle a tous les caractères de la plus parfaite ingénuité.

Mais ce Physique n'étoit pas l'objet principal de l'auteur. il avoit un but plus noble, plus important et plus essentiel. cet emblême en effet lui ouvroit un moyen facile de lancer les traits de la critique la plus mordante contre les mœurs corrompues de notre tems. d'un autre coté, si les femmes le veulent, il ne dépendroit plus que d'elles de revivifier l'espece humaine, en nous donnant une nouvelle race plus saine, plus vigoureuse et vraiment vivace, que la notre actuelle par la disparution et l'extinction totale de ces fléaux pestilentiels, qui, depuis plus de trois siecles, affligent l'humanité, et nous abâtardissent de plus en plus chaque jour.

au reste cet ouvrage, à le bien prendre, n'est qu'une pure plaisanterie, un simple badinage, mais vraiment moral, et n'offrant point la moindre pensée, qui puisse blesser les âmes les plus timorées; l'auteur ne s'étant permis que des critiques vagues et ~~des~~ sarcasmes contre les vices généraux, sans s'être arrêté à en faire des peintures trop frappantes, crainte d'employer aucune idée licencieuse; ensorte qu'il doit plutôt être considéré comme une vraie leçon de morale, sous une affabulation romanesque, que comme une hypothèse purement physique.

D'ailleurs la rédaction du système combiné des atômes aëriens est si simple par elle même, et l'auteur la présente d'une maniere si peu compliquée, qu'il n'a pas besoin d'entrer dans aucuns détails physiques, et qu'en conséquence il est à la portée des personnes les moins instruites. aussi n'y a t'il fait emploi d'aucuns raisonnemens, ni même d'aucuns termes empruntés de la science médicale, et encore moins d'aucunes expressions qui puissent faire naitre la plus légere idée contraire à la pudeur la plus réelle et conséquemment la plus timide et la plus à respecter. ensorte que cet ouvrage n'est que le développement le plus simple des observations consacrées dans les Poëmes immortels d'Ovide et de Virgile, avec dessein particulier d'en tirer une morale à l'avantage des bonnes moeurs, et propre, s'il est possible à corriger les vices regnans et trop accrédités parmi nous.

toute personne peut donc le lire sans défiance, et l'on auroit tort d'alléguer aucune crainte défavorable, puisque l'on a sévèrement pris à tâche de ne se permettre rien qui puisse offusquer le plus légèrement les yeux les plus chastes.

C'est dans cette vue que l'on s'est constament refusé aux souhaits de divers curieux, qui auroient desiré que l'on eut joint à l'Ecrit de Johnson la Contre-partie qui lui fut opposée dès sa naissance en 1750. effectivement de quelque coté que l'on ait pris cet ouvrage, il n'a pas été possible de le refondre de manière à lui donner cet air, du moins de convenance et de bonne compagnie, qui sied si bien entre d'honêtes gens.

M. de Querlon qui en est le véritable auteur (7) trop entrainé par l'attrait du moment, s'est permis dans ce petit Ecrit, intitulé Concubitus sine Lucina, ou le Plaisir sans peine, nombre de libertés, qu'il s'est sans doute reprochées depuis. pour contrebalancer l'hypothèse des Embryons aëriens, il invoque la pratique proposée par m. de Réaumur, pour faire éclore toutes sortes d'œufs, sans le secours des couvées ordinaires; & par un criminel attentat contre toutes loix naturelles et civiles, (abusant des observations ou plutot des aberrations d'Anthelme Boot,) Patriarche des avortemens, il ose proposer aux personnes du sexe, fatiguées d'un fardeau trop genant, un moyen selon lui facile et sur, de s'en débarrasser dans ses fours ou matrices artificielles.

---

(7) mal à propos la France Littéraire, confondant tout, sous le prétexte de démasquer les anonymes, attribue-t'elle cet

.. Voilà ce que l'on auroit été bien au dédespoir de présenter aux Lecteurs honnêtes, seules que l'on a en vue d'interresser. et c'est aussi sans doute ce qui auroit mérité la juste animadversion des gens sages, amis de l'innocence et fauteurs de la vertu. au lieu que le but réel de Johnson est bien plus noble et bien plus estimable, comme concourant à la réformation des mœurs; vues vraiment utiles et qui ne sçauroient trop être applaudies et appréciées.

écrit à un m. de Combes, auteur de quelques ouvrages sur le Jardinage. la consonance de ce dernier nom avec celui de m. de Sainte Colombe est vraisemblablement la cause de cette erreur; ayant voulu donner le Lucina sine concubitu à un m. Moët ou Mouet, l'auteur de la nomenclature littéraire aura rejetté le nom de m. de auerlon pour le pendant de cette bagatelle, en l'adjugeant à m. de Combes.

Telle est en peu de mots l'analise, le plan et le but de la bagatelle qui vient de parroitre le deux Septembre 1786. elle auroit du etre mise beaucoup plutot entre les mains du public, mais en Janvier de cette meme année l'auteur dans le dessein de la faire imprimer, la presentat à la censure non telle qu'elle étoit en 1750, mais avec des augmentations considérables, qui toutes fois ne changeoient rien au fond, et qui invitoient toujours à laisser subsister l'ancien titre.

le censeur homme d'Esprit, honnête, et prudent, accompagna son approbation d'une Notice raisonnée appuyant l'Eloge qu'il donnoit à la sagesse du Ms.

Nonobstant cet avis motivé, il plut à M. le garde des Sceaux de rayer cet ouvrage sur la feuille des Permis, dans la crainte, disoit-il, que le Titre ne fit naitre quelque Commotion dans les Esprits. l'auteur eut beau représenter que cette idée étoit purement chimérique, puisque l'ouvrage publié depuis 1750, avoit eu le tems de faire son effet pendant un cours de trente six ans, et qu'il en avoit été donné pour le moins quatre Editions tant en Suisse qu'en hollande.

Ces représentations demeurées inutiles, l'auteur, obligé de céder à l'autorité, retoucha son manuscrit, à l'effet de le disposer pour le nouveau titre, qu'il lui falloit substituer à l'ancien.

un nouveau censeur, plus rigoriste, mais aussi honnête que le premier, accueillit l'ouvrage, et lui donna l'approbation la plus favorable. cependant M. le garde des sceaux persistat dans ses refus, sans en vouloir alléguer aucun motif. mais à la fin sur les Instances de personnes aux quelles il ne pouvoit raisonnablement se refuser, il consentit le 30 aout dernier à en donner un permis verbal, non registrable aux chambres syndicales. ensorte que cette minutie ne peut obtenir l'avantage d'être annoncée dans aucuns papiers publics: ce qui nuira nécessairement à sa circulation.

LUCINA
SINE
CONCUBITU.

Lettre adreſſée

A la Société Royale de Londres.

Dans laquelle il eſt pleinement demontré par des preuves tirées de la Théorie & de la Pratique qu'une Femme peut concevoir & enfanter ſans le commerce de l'Homme.

Ore omnes verſæ in Zephyrum ſtant rupibus altis,
Exceptantque leves auras: & ſæpe ſine ullis
Conjugiis vento gravidæ (mirabile dictu)
Saxa per & ſcopulos & depreſſas convalles
Diffugiunt &c. Virgil. 3. Georg. 273.

Cur ego deſperem fieri ſine conjuge mater:
Et parere intacto, dummodo caſta, viro?
Ovid. 5. *Faſt.* 241.

A Londres chez J. WILCOX. 1750.
Prix 1. Shil.

LUCINA SINE CONCUBITU.

LETTRE

ADRESSE'E HUMBLEMENT A LA SOCIETE' ROYALE.

MESSIEURS,

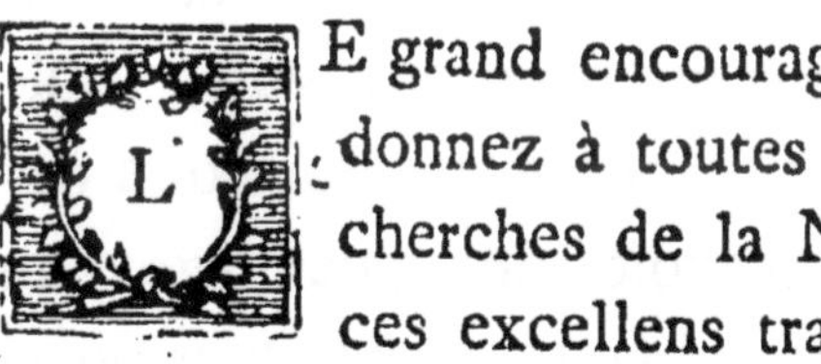

LE grand encouragement que vous donnez à toutes les ſavantes recherches de la Nature, temoins ces excellens traités publiés chaque année dans vos Tranſaction Philoſophiques; cet encouragement, dis-je, m'enhardit à mettre à vos pieds une découverte, que je crois être entierement nouvelle, & je ſuis ſûr que rien de tout ce qui a été offert au monde depuis que la Philoſophie eſt devenuë une Science, ne ſauroit l'égaler. Excuſez, Meſſieurs, ma preſomption & épargnez vos cenſures juſqu'à ce que vous ayez entendu le recit que je vais vous faire. Il ne m'en a pas couté moins de quinze ans de ma vie pour porter ce miſtere à ſa maturité, & lorſque la theorie jointe à la pratique me l'eurent confirmé, il me vint dabord dans la penſée de paſſer en France & de concourir pour le prix de l'Academie de Bourdeaux, où les Philoſophes preſentent les problemes comme les Fleuriſtes font des fleurs le jour de leur fête pour faire juger de la beauté de leurs couleurs. Mais faiſant reflexion que votre Illuſtre Societé pourroit, peut-être, ſe croire offenſée ſi elle n'avoit le pucellage de mon Secret, & en même tems que vous pourriez bien dédaigner d'entrer en parallelle avec cette baſſe eſpéce de Philoſophes qui écrivent ſur le flux & reflux de la mer, ſur les eclipſes, & les loix de la gravitation: amuſement trivial de Speculatifs oiſifs, ou de faiſeurs d'Ald'Almanac ; j'ai honneur de vous dire, avec le respect dû à un Corps aussi Illustre que le votre, mais non sans quelque degré de presomption pour moi-même, que j'ai resolu d'appeller, pour cette fois, au Public & de m'adresser plus particulierement à vos Dignités.

Pour ne vous pas tenir plus long-tems en suspens, j'ai trouvé, & je vais le mettre dans l'evidence la plus inconteſtable, qu'une femme peut concevoir, & accoucher sans aucun commerce avec un homme. J'ose dire, Messieurs, que vous mettrez cela au rang des découvertes très-merveilleuses, & quoique je puisse aisément convaincre le monde de votre profonde connoissance des ouvrages de la nature; par le simple examen des parties seminales de l'homme, & l'anatomie de la matrice de la femme ; cependant comme j'ai à combattre la simplicité des ignorans & les prejugés des mal-intentionés, je decrirai amplement ce qui m'a dabord suggeré cette pensée, & comment je passai de la conjecture à la demonstration.

Le lot dont la Providence me partagea fut de faire la Medecine dans une Ville en Province, à laquelle j'ai joint la Science feminine d'un Accoucheur; & quoiqu'il ne convienne guerre de vanter ſon propre merite, je hazarderai toutefois d'avancer que dans le cours de ma profeſſion, j'ai aidé preſqu'autant de gens d'entrer dans le monde, que j'en ai aidé d'en ſortir. Cela me fit une ſi grande reputation pour les operations de cette nature que j'eus la pratique de toutes les femmes qui enfantent danś la fertile contrée de. . . .

Mais pour ne vous point importuner plus qu'il ne faut par mon hiſtoire particuliere, je vous dirai, qu'étant un jour aſſis tout ſeul & fumant ma pipe de l'après midi, je reçus un meſſage d'un Gentilhomme du voiſinage, qui m'aprenoit que ſa ſœur étoit dangereuſement malade, & qu'elle ſouhaitoit mon ſecours ſans delais. Je me rends, j'examine la jeune Dame ſur le ſujet de ſa plainte, & je ne ſuis pas peu ſurpris de lui trouver tous les ſymptomes de groſ-

ſeſſe:

ſeſſe: mais ſachant très-bien avec quelle tendreſſe les Dames cheriſſent leur reputation, même après qu'elles l'ont perduë, je fis paſſer le Pere dans une autre chambre, pour que la choſe fût ſecrete, & là je lui dis, avec beaucoup de regret, que ma profeſſion m'obligeoit de lui déclarer qu'il y avoit toute apparence que ſa ſœur étoit groſſe, & très-près de ſon terme. Le vieux Gentilhomme fut frappé d'horreur à cette nouvelle, & ſe jettant immédiatement dans la chambre, reprocha à ſa femme & à ſa ſœur, dans les termes les plus amers, de lui avoir caché un ſecret auſſi important; & qui deshonnoroit ſi fort ſa famille.

L'on voioit ſur le viſage de la jeune Dame l'innocence & la ſurpriſe, & elle tomba ſur le champ en defaillance ſur les bras de ſa mere. L'on a remarqué, je le ſçai, que toute profeſſion qui prend plaiſir à repandre le ſang depuis le Medecin juſqu'au boucher, tous deux également occupés à decharger la nature de nombre de leurs individus, de peur que le monde ne devienne trop peuplé; l'on a remarqué, je, que toute profeſſion de cette nature étouſe les ſentimens de l'humanité, & ne ſoufre jamais que l'ame ſoit émuë par la pitié; mais quoique j'aye été longtems accoutumé au ſpectacle de la miſere, & que j'aye acquis l'habitude de compoſer mon viſage, il y avoit dans la ſcene qui ſe jouoit quelque choſe de plus puiſſant que l'habitude, & je me trouvai réellement porté à la compaſſion. Mais la bonne vieille Dame arrêta bientôt ces émotions feminines de mon eſprit, tombant ſur moi avec les injures les plus outrageantes, *pour avoir oſé flétrir la reputation de ſa fille d'une maniére auſſi groſſiere, & auſſi indigne*, *jurant que c'étoit un menſonge*, *un menſonge diabolique*, & elle s'étonnoit *que ſon mari put l'écouter ſans reſſentiment.* Je repliquois avec quelque aigreur à tout cela: que je n'étois pas accoutumé d'être traité de la ſorte, que je ſavois très bien quel doit être le chagrin des parens d'entendre une telle verité, mais que, puiſque le devoir de ma profeſſion ne pouvoit me mettre à couvert des injures, mon honneur m'obligoit de prendre congé, & tirant ma reveren-

ce

ce, je laiſſai la famille reprendre le calme à loiſir, ne doutant pas que j'aurois une ſeconde ſommation, quand ils auroient raiſonné entr'eux avec l'eſprit tranquille.

En effet, le jour ſuivant un char vint me querir, & quoique la mere ne pût ſe contenir qu'avec peine, & que la jeune Dame proteſta à chaque inſtant qu'elle étoit innocente, l'affaire étoit alors trop avancée pour être ſecrete ; & environ à cinq heures après midi, je conduiſis au monde le malin petit temoin, dont l'evidence étoit ſi fatale au caractere de la jeune Dame & ſi neceſſaire à ma juſtification. Cependant, après cette juſtification qui paroiſſoit bien concluante, elle continuoit de faire ſerieuſement les mêmes proteſtations à tous ceux qui lui rendoient viſite, & comme, après qu'elle fut aſſez bien retablie du choc qu'elle avoit eſſuyé, je me trouvois un jour aſſis tout ſeul avec elle, me prenant à la hâte par la main, & accompagnant les aſſurances de ſon innocence d'une quantité de larmes, elle pria le ciel de la con-

 ſu-

ſumer avec ſa foudre, ſi jamais elle avoit connu aucun homme. Des proteſtations auſſi ſerieuſes faites avec un tel air de verité, & accompagnées de tant de larmes touchantes, firent une ſi forte impreſſion ſur moi, que, ſans ſavoir comment, je me trouvois étrangement porté à la croire, même contre ce que dicte la raiſon & l'expérience.

Plein de ce qu'elle m'avoit dit, je m'en retournois chez moi, penſif & reveur, & je fus longtems agité & embarraſſé, juſqu'a ce que prenant un jour par hazard entre mes mains la deſcription *de la Religion de la Nature* de Mr. *Woolaſton*, je tombai caſuellement ſur un paſſage qui frappa d'une lumiere ſi ſoudaine mon imagination, que je demande la permiſſion de le raporter en entier, étant préciſement le plan & le fondement de tout mon ſiſteme.

L'on trouve dans la cinquième Section de l'incomparable ouvrage de ce grand Philoſophe un paſſage remarquable touchant la diſpute, de ſavoir ſi les ames humaines ſont

tranſ-

transſmiſes des parens à leur enfans, ou inſerées ſurnaturellement dans les fœtus au moment de la naiſſance. Et c'eſt-là en verité un ſujet très-digne des recherches Philoſophiques, étant impoſſible de rien décider, & il reſſemble fort à cette queſtion ſavante d'un Ancien *, qui cherchoit lequel, des œufs, ou des poulets avoient été crées les premiers. Or voici le paſſage en queſtion: „ Si donc la
„ ſemence, dont les animaux ſont produits, eſt
„ comme je n'en doute nullement un amas
„ des petits animaux déjà formés, leſquels
„ étant répandus, particuliérement dans des
„ lieux convenables, ſont avalés avec les
„ alimens ou peut-être avec l'air, & étant
„ diſtri-

* Cenſorinus dit, que pluſieurs anciens Philoſophes aſſuroient l'éternité du monde ſur cet argument invincible: *Quod negent omnino poſſe reperiri avesne antè an ova generata ſint; quum & ovum ſine ave, & avis ſine ova gigni non poſſit.* Cette queſtion intéreſſante fut une fois très agitée, comme on peut le voir dans *Macrobius* & dans *Plutarque* qui l'appelle τὸ ἄπορον καὶ πολλὰ πράγματα τοῖς ζητητικοῖς παρέχον πρόβλημα.

„ diſtribués dans les corps des mâles par des „ couloirs propres à chaque eſpéce ; & en- „ ſuite logés dans leurs vaiſſeaux ſeminales, „ ils y reçoivent quelque addition & quel- „ que influence; transferés dans la ſuite dans „ les matrices des femelles, ils y ſont plus „ abondamment nourris ; & ils groſſiſſent y „ étant plus longtems confinés &c. Je dis que „ ſi c'eſt-là le cas &c. " Et encore „ Je ne „ puis que conclure qu'il y a des petits ani- „ maux de chaque race originairement for- „ més par le Pere Tout-puiſſant pour être la „ ſemence de toutes les générations futures, „ & il eſt certain que l'analogie de la natu- „ re dans les autres expériences & obſerva- „ tions du microſcope confirme très-forte- „ ment ce que j'ai avancé ". Ce ſont-là les paroles du grand & ſavant Mr. *Woolaſton*, leſquelles je n'eus pas pluſtot luës, que je tombois dans une profonde reverie. Je commençois à conſiderer dans moi même, que ſi de tels petits embrions, ou animaux, étoient ainſi diſperſés, & entroient par la bouche avec l'air l'air ou les alimens, & s'il n'y falloit pas autre chose si non un certain lit chaud pour les dilater & les étendre jusqu'à ce qu'ils fussent devenus trop grands pour être plus long tems enfermés, à peu près de même que toutes les graines dans les loges du concombre; je dis: si c'est-là tout le mistere de la generation (& je me suis depuis pleinement convaincu par l'experience que la chose est ainsi) je commençois de demander pourquoi le fœtus ne seroit pas aussi parfaitement éclos dans les vaisseaux seminales de la femme, que lorsqu'il passe par les organes de l'un & de l'autre Sexe, Pourquoi le petit animal auroit-il fait un progrès si lent & un aussi long détour, lorsqu'il auroit une route bien plus courte, une ouverture bien plus près pour voir le jour? Comme ce que dit notre grand Philosophe des couloirs dans les corps de mâles, doit être imputé au défaut de connoissance anatomiques, le seul doute qui me restoit étoit si les petits animaux flotoient effectivement dans l'air, & glissoient par le gosier, comme il le décrit?

Car

Car j'avois coûtume de penser qu'ils étoient originairement dans les reins des males. Mais si l'Hypotêse de Mr. Woolaston pouvoit être prouvée. la conséquence, à mon avis, seroit donc aisée à tirer, & incontestable. Ici je me trouvois encore en suspens, tout étoit devant moi doutes, & tenebres. Je ne savois s'ils y avoit réellement de tels petits animaux, ou s'il n'y en avoit pas. Je les suposois trop petits pour être découvertes ave les simples yeux; & quoique, peut-être, ils pûssent être discernés à l'aide du microscope, j'ignorois encore le lieu propre suggeré par notre grand Metaphysicien.

Dans cette seconde perplexité la fortune vint de nouveau à mon secours, & mes doutes furent éclaircis par le passage suivant des *Georgiques de Virgile:*

Ore omnes versæ in Zephyrum stant rupibus altis,
Exceptantque leves auras; & sæpe sine ullis
Conjugiis vento gravidæ (mirabile dictu)

Saxa

Saxa per & scopulos & depressas convalles
Diffugiunt; non, Eure, tuos, neque solis ad ortus:
In Boream Caurumque, aut unde nigerrimus Auster
Nascitur, & pluvio contristat frigore cælum.

C'est une chose certaine de nos jours que Virgile étoit un grand Physicien, aussi bien que Poëte & Maréchal; & nous voyons ici qu'il assure avec conscience, que c'étoit une chose ordinaire aux jumens de devenir pleines sans être couvertes par des chevaux, & seulement en tournant la tête à l'Ouest, & en reniflant le vent de ce côté-là. Or tous les Naturalistes étant d'accord qu'il y a une grande analogie dans la génération des animaux de toute espéce, soit bipedes ou quadrupedes, il me vint dans l'esprit que ce qui arrive à une jument, peut par la même raison arriver à une femme.

Je gagnois ainsi heureusement deux pas dans ma découverte. Le grand Woolaston m'avoit dit que les petits animaux étoient repandus

dus dans les lieux propres pour être la ſemence de toute génération, & Virgile encore plus grand m'avoit apris que certaines jumens de ſa connoiſſance étoient devenuës pleines par le vent d'Oueſt; je concluois donc que le côté d'où ce vent ſoufle, étoit un de ces lieux propres, & je le conſiderois comme le vehicule convenable à ces embrions flottans.

Mais ne voulant pas me repoſer uniquement ſur une Hipothêſe, ou préſumer de l'autorité de grands noms, ſur tout dans un ſiécle ſi éclairé, où la Philoſophie Experimentale eſt ſi triomphante, où rien ne réuſſit s'il n'eſt rendu ſenſible; je reſolus d'en venir à une demonſtration avant que de me hazarder à publier mes penſées. Il y a, je le ſçai, une troupe de drole de gens, qui ſe croient autoriſés d'imprimer tous les menſonges qũ'ils inventent, & de ſe quereller enſuite avec tout le monde lorſque l'on ne les croit pas: mais pour moi, j'écris purement & ſimplement pour l'amour de la vérité, pour l'uſage & l'utilité de mes concitoïens, & je me croirois

croirois le plus indigne de vivre ſi je preſumois de les amuſer avec des fables ou les abuſer par des fauſſetés.

L'exercice dans lequel j'étois d'imaginer de nouvelles machines, m'en fit trouver une merveilleuſe, cillindrique, catoptricale, ronde, concave, couvexe, dont la planche ſera bientôt donnée au Public, à la ſatisfaction des Curieux, du deſſein de Mr. H - - - y - - - n & gravée par Mr. U - rtu. Cette machine étant hermetiquement ſcellée au bout, & électriſée ſuivant les plus exactes loix de l'electricité, je l'élevois dans une poſition convenable du coté de l'Oueſt, comme une eſpece de trappe, pour intercepter les petits animaux flotans dans cette partie prolifique du ciel. Le ſuccès répondit à mon attente, & lorſque j'eus attrapé un nombre ſuffiſant de ces petits atomes originaux, non encore deployés, moindres êtres de la nature, je les étendis avec grand ſoin comme des œufs de vers à ſoye ſur un papier blanc, & prenant alors mon meilleur microſcope je diſtinguois clairement que c'étoit des petits hommes & des petites femmes, exacts dans toutes leur membres, dans tous leur traits, & je les voyois s'offrir déjà comme des petits candidats pour la vie toutes les fois qu'il leur arrivoit de s'imbiber d'air ou de nourriture, & d'être transportés dans les vaisseaux de la generation.

Après ce premier succès de mon entreprise, je continuai de faire des experiences de différentes especes, trop ennuyeuses pour être rapportées. Elles me couterent une année entiere; mais à la fin j'établis pleinement la doctrine des vents & des embrions, & je trouvai que comme les autres insectes sont communément portés par un vent d'Est, ces insectes humains sont toujours amenés par le vent opposé. Les essains des uns & des autres paroissent comme de la nielle à l'œil denüé de secours, & tous deux ne semblent déstinés qu'à la simple existence, *fruges consumere nati*, nés pour consumer les fruits de la terre.

Souvent comme je les examinois avec mon verre

verre, mon imagination s'en revenoit romanesque sur ce sujet, & me representoit la grande varieté de la fortune par laquelle ces insectes pouvoient passer quand il leur arriveroit d'être apellés à la lumiere du jour. Je disois dans mon esprit: ce petit reptile peut être un Alexandre, celui-ci une Faustine, celui-là un Ciceron, cet autre enfin un Saltimbanque; & j'étois frapé d'admiration en considerant combien de Heros, de bons Citoiens, de Legislateurs, & de Monarques étoient dans ce moment sur une feuille de papier, dont les grandes ames dans un tems à venir pourront faire regarder le monde entier, comme un theatre trop étroit pour leur ambition. Je me rappellois de Satyre de Juvenal aussi vraie avant la naissance qu'après la mort. *Expende Annibalem &c.* (a) & je repetois avec une espece d'entousiasme ces excellens Vers dans *le Docteur Garth's Dispensary:*

Alors le sein de la nature
Des atomes naissans nous montre ses efforts,

 Com-

(a) Vid. *Juven. Sat. X.* 147.

Comment par une tache obſcure
L'entité ſe formant en corps
L'homme organiſé compoſe la ſtructure;
A quel foible principe enfin un ehoc nouveau
Dut *Ammon*, *Alexandre* & le *Naſſau*.

Mais j'en ètois déjà à la plus grande preuve qui, je crois, auroit embarraſſé tout un College de Phiſiciens, & ſe ſeroit moqué de toute la puiſſance des Conſultans de Warwick-lane. Les points preparatoires étoient établis à mon entiere ſatisfaction; mais c'étoit encore une queſtion: de ſavoir, ſi les petits animaux pourroient être mûrs pour l'exiſtence en paſſant ſeulement à travers les vaiſſeaux d'une femme, & comment en faire l'expérience? *hic labor, illud opus!* Il étoit très-difficile de connoître quand une femme avoit imbibé la ſemence neceſſaire, & plus difficile encore de l'empêcher d'avoir aucun commerce avec l'homme, juſqu'a ce que l'on eut donné aſſez de tems à l'expérience ce, pour qu'elle pût avoir ſon effet. En faiſant choix d'une femme mariée, les difficultés étoient innombrables; en choiſiſſant une fille, je préſumois que la virginité, qui de tout tems avoit été regardée comme une marchandiſe fragile, n'avoit pas acquis dans les derniers tems une nature plus ſolide. Il me venoit quelque fois dans l'eſprit de prendre une veuve, ſur laquelle j'aurois pû m'arroger une autorité abſoluë, & l'enfermer juſqu'au jour de ſon travail; mais craignant qu'elle ne fût au deſeſpoir quand elle trouveroit que je l'avois ſeulement mariée pour faire une expérience ſur elle, & en même tems qu'elle ſe défieroit grandement de la continuation de ma tendreſſe, après que je ſerois parvenu à la fin que je m'étois propoſée; je renvoyois ce projet, reſolu, après quelques perplexités, de tout hazarder ſur une femme de chambre. Je tachois donc de perſuader à cette fille qu'elle étoit malade; je lus *Jacob Bœhme* cinq fois d'un bout à l'autre, & alors mêlant quelques-uns de ces petits animaux dans une préparation chimique, je lui en administrai une dose en guise de medecine: après cela je congediois mon Laquais, & je ne souffris qu'aucun mâle ayant forme humaine aprochât de ma porte. Oui, pour que mon stratageme eût son succès, mes précautions étoient si grandes, que je permettois difficilement à un chien du genre masculin d'entrer dans ma maison.

Dans l'espace d'environ six mois qui s'étoient écoulés, la medecine avoit très-visiblement operé, & je laisse imaginer au Lecteur, s'il le peut, la joie que je ressentis quand j'aperçus pour la premiere fois qu'elle commençoit de bourgeonner. Il survint dans le même tems une petite circonstance qui augmenta encore ma joie, & mit cette espece de conception absolument hors de doute quelconque. Comme j'étois un matin assis tout seul dans mon Cabinet, occupé de cet évenement, la fille vint me trouver, les larmes aux yeux, & m'aiant demandé la permission de me faire une question, elle me

supplia

supplia vivement de lui dire, *s'il étoit possible d'engendrer après trois ans?* Quoique je conjecturasse bien à quel dessein cette question étoit faite, affectant toutefois un air d'ignorance & la gravité d'un Médecin, je lui dis de parler plus clair. Sur quoi, interrompuë sans cesse par des sanglots, elle continua à me dire combien elle étoit étonnnée de ces symptomes, *que le Ciel connoissoit ce qu'elle avoit fait, mais qu'elle se croioit certainement grosse, ajoutant qu'elle pourroit jurer sur la Bible de n'avoir pas été —— été —— été touchée par aucun homme depuis trois ans* *. Vous con-

* Quand j'écrivois ceci, je n'avois pas sçu un cas remarquable publié dans les *Transactions Philosophiques numb. 486. pag. 131.* d'une femme, à laquelle on a tiré le fœtus qui avoit été logé pendant trois ans dans les Tubes Fallopiennes; le fait a été mandé de Riga par le Docteur Jaques Mounsey, Medecin de la Czarine Anne, qui a envoyé les os de ce fœtus en présent à la Societé Royale. La femme, nous dit-on dans cet ingenieux traité, Etoit veuve d'un Soldat d'Abo en Finlande: elle étoit d'une mediocre grandeur, & étant grosse pour la troisième fois en 1730, elle fut affligée de douleurs violentes & de Coliques d'entrailles: elle continua d'être malade pendant dix ans: dans le mois de Sep-

confessez donc, lui repartis-je avec la contenance la plus fière & un ton de severité, vous confessez qu'il y a trois ans que vous avez

Septembre 1741. elle perça son nombril avec une haleine, & il en decoula une eau jaunâtre &c. dans le mois de Juin deux petits os sortirent &c. & en Octobre 1742. elle fut entreprise par le Docteur Mounsey & par Mr. Getile Chirurgien, qui pousserent une sonde dans la fistule & firent un incision avec un bistouri, par en-haut & obliquement, depuis *la linea alba* jusqu'à la cavité de l'*abdomen;* mais la femme étant mechante, autant qu'elle le pouvoit, & l'operation n'allant pas au gré du Docteur, il ne la continua pas au-delà du jour suivant. A la prochaine opération l'incision fut portée en bas &c. mais aiant eu soin de ne pas faire une blessure au dehors plus grande qu'il ne falloit, de peur que l'*omentum* & les intestins ne tombassent &c. Bref, le fœtus fut à la longue tiré par piece, au moien de plusieurs operations très-penibles. Maintenant, combinant ensemble toutes les circonstances, il semble raisonnable de croire que ce fruit ne fut jamais dans la cavité de la matrice, mais que l'œuf secondé fut arrêté dans son passage au travers des Tubes Fallopiennes, où il prit accroissement & fut detenu tant d'années. C'est pourquoi l'on ne peut rien conclure de-là contre la cause que j'ai donnée de la grossesse de ma servante, comme un certain Membre de la Société Roiale, qui m'a communiqué cette histoire, parut se l'imaginer; car les cas sont très-différens, & le retardement extraordinaire de la delivrance de cette femme Finlandoise étoit dû à la position non-naturelle du fœtus.

avez été coupable d'incontinence? *Oui, Monsieur*, repliqua t-elle; *car ce seroit bien une folie de le nier à un homme de vôtre savoir; ainsi j'aime mieux avouer, qu'il y a environ trois ans; certainement je n'ai pas été tout-à-fait si bonne, Monsieur, que j'aurois dû l'être - Monsieur mon dernier Maître, Monsieur, qui étoit un Prêtre, Monsieur —— Dieu lui pardonne & à moi aussi —— Je suis sûre, je m'en suis repentie cent fois, & j'espere qu'il en a fait de même.* Je me flate que le Lecteur obligeant me pardonnera, d'être descendu à ces basses particularités que j'avoue être au-dessous de la dignité d'un Philosophe; mais elles sont très-interessantes pour moi, car dans une affaire de la conséquence & de l'importance de celle-ci, je dois faire voir au monde avec quel scrupule & quelle précaution je me comportois; & il étoit nécessaire de montrer la simplicité de la fille, comme une preuve de sa bonne foy. Un Auteur qui n'écrit que pour l'amusement du genre humain peut choisir ou obmettre à son gré des circonstances, selon l'Horace,

——— ——— ——— *quæ*

Desperat tractata nitescere posse, relinquit:
Atque ita mentitur, sic veris falsa remiscet *.

Mais nous qui malheureusement sommes attachés à la vérité, nous devons écrire comme si nous étions ses captifs, & sommes obligés de nous tenir sur le droit chemin, sans avoir liberté de nous detourner pour jouir des differens coups d'œil qui se presenteroient. Quoiqu'il en soit, il suffira de dire, qu'au bout du neuvieme mois la fille fut delivrée d'un gros garçon que j'ai depuis élevé comme m'appartenant, malgré toutes les medisances du voisinage, & je ne puis douter qu'avec le tems il ne parvienne à la dignité de Juge ou d'Alderman.

Ainsi, Messieurs de la Societé Roiale, je me flatte d'avoir prouvé de la maniere la plus incontestable, qu'une femme peut concevoir sans aucun commerce avec l'homme; que le monde, par consequent, a été pendent six

* *Horat. de arte Poët. vers 150. sq.*

six mille ans dans un grande erreur, & probablement il auroit continué à y demeurer, si je n'étois pas né bien à propos pour percer à travers le prejugé ridicule de l'éducation, & détromper le genre humain dans un point aussi essentiel. Je dois l'appeller essentiel, car de combien ne differe-t-il pas de toutes les découvertes d'Isaac Newton l'Astronome? Celles-ci n'aboutissent qu'à la speculation, mais la mienne est chose de pratique: les siennes ne sont que des calculs à l'usage d'un petit College de Pédans, mais les miennes s'offrent au monde en general; & je publierai bientôt un gros volume pour montrer que c'est la voye la plus naturelle de venir au monde, fondant ma demonstration sur un argument infaillible que j'ai dressé suivant la forme Syllogistique pour donner des preuves de mes talens merveilleux en fait de Logique.

La Nature *, disent certains Auteurs d'un grand

* C'est la methode la plus ordinaire de raisonner du savant Mr. Warburton; je prétends par cette raison demontrer son habilité dans la Logique disputante.

grand ſavoir, eſt une vieille Dame, très-menagere, prodigieuſement bonne œconome: elle eſt attentive à ne ſe communiquer qu'avec le moins de peine qu'elle peut, & à faire toute choſe avec la main la plus œconome.

Or les petits animaux peuvent être auſſi parfaitement couvés dans la matrice d'une femme, qu'en prenant la route bien plus longue à travers les reins des mâles.

Ergo celle-là eſt la route la plus droite pour arriver à la vie, qui eſt la route la plus courte.

Et maintenant, que dirai-je encore? Il arrive ſouvent que l'uſage & la pratique d'une choſe ſont connus, avant que l'on en ait decouvert la théorie. Par exemple. Un homme de guerre pouroit ruiner des Villes avec des bombes, avant qu'il fût prouvé que ces projections décrivent une parabole courbe; & un petit enfant ſe ſera amuſé avec les figures d'une Lanterne Magique en même tems que de grands Philoſophes ont entrepris d'expliquer les miſteres de cette machine ſurpre-

nante

ſtante. C'eſt ce qui eſt arrivé au ſujet que nous avons préſentement ſous les yeux. L'Hiſtoire en avoit fourni des exemples par-ci par-là, & quelques Philoſophes de l'Antiquité avoient effleuré la choſe; mais je crois pouvoir prétendre au merite d'être l'Auteur de la decouverte originale ; & il ſeroit très-dur qu'une petite idée diſſoluë fourée dans un vieux auteur hors de mode, que je n'avois même jamais connu avant que j'euſſe établi ma theorie, alla juſqu'à faire naître contre moi l'odieux ſcandale du plagiat. Il eſt, je le ſçai bien, une eſpece de Lecteurs mal intentionnés, qui ſentent un plaiſir infini à vous dire que tous les Auteurs ont volé leurs ouvrages depuis les jours d'Orphée; & combien n'eſt-il pas heureux pour ce vieux Poëte François que nous ne connoiſſions pas le nom d'aucun de ſes predeceſſeurs ? Mais ils ont ſurtout recours à cet expedient, toutes les fois qu'ils trouvent qu'il n'eſt pas tout à fait ſi aiſé de repondre à la doctrine d'un Livre, & que cependant ils ſe ſont propoſé de

le

le decrier. Alors on eſt ſûr d'entendre: *Eh Monſieur! Le camarade a tout volé, il n'y a pas une page, ni une ligne, ni un mot, ni une ſyllabe, ni une lettre, ni une virgule, qui ſoit de lui. Je ſuis en état de trouver les Livres & les lieux où il a pillé tout cela.* Maintenant que je puis prevenir cette cenſure groſſiere & epargner à certains Critiques ingenieux la peine de retourner à ce bon vieux Ecrivain, dont les manes ſoient en paix, duquel ſelon eux j'ai tiré ce petit traité, je me propoſe, de produire moi même les petits paſſages que j'ai rencontrés par hazard ſur ce ſujet; & après cela je laiſſerai au monde à decider ſi, en dépit de telles idées accidentelles, je ne puis pas me flater d'être encore l'unique propriétaire de cette étonnante hypotheſe.

Gallien dans ſon celebre traité ſur la rougeole, voulant faire connoitre l'origine de cette maladie, dit que c'eſt une opinion commune, qu'elle a été portée dans le monde par une femme née ſans le ſecours d'un Pere. Mais il ſemble qu'il traite cela de fable

ble vulgaire, & il l'appelle une *idée de la populace.*

Hippocrate nous aprend que ſa mere avoit coutume de lui dire, qu'elle n'avoit eu aucun commerce avec ſon Pere pendant près de deux ans avant ſa naiſſance; mais qu'elle ſentit en elle une étrange influence un ſoir comme elle ſe promenoit dans un jardin. Son Pere obtint, à cauſe de cela, un divorce, & la bonne femme ſuccomba ſous les reproches de tous ceux qui étoient de ſa connoiſſance: mais j'eſpere que ce traité vengera ſa memoire de l'infamie, qui l'auroit toujours ſuivie dans les temps à venir.

Si nous remontons aux Siécles fabuleux, alors que chaque choſe étoit aggrandie par les ornemens Poëtiques, nous liſons de pluſieurs Dames devenuës groſſes dans des manieres ſi étranges, que je ne doute pas qu'elles ne duſſent leur groſſeſſe à ce que j'ai rapporté, & j'eſpere que tous les Commentateurs, & les Etymologiſtes ſe rendront, à l'avenir, à mon explication. Autrement, comment ſe figurer que Junon

Junon est devenuë grosse, seulement en mangant un morceau de chou *, que Flora avoit cueilli pour elle dans les champs Oleniens. Il est clair qu'il faut qu'elle ait avalée en meme tems quelques-uns de ces petits animaux & ainsi que le petit Mars se soit trouvé dans son sein. Autrement encore, comment rendre raison de l'étrange conception de Danaé dans sa prison? Quelque vieux Oracle avoit prédit, que son Pere Acrisius auroit la gorge coupee par son petit fils, & pour rendre vaine cette prediction, il fit enfermer sa fille dans une tour couverte de cuivre. Dans une telle prison, il étoit impossible à quelqu'autre chose, qu'aû vent d'avoir accès auprès d'elle. Cependant ce fut dans ces circonstances que la Dame devint enceinte du très-puissant Persée, qui accomplit l'Oracle en mettant à mort Acrisius. En effet les Poë-

tes

* *Quod petis, Oleniis, inquam, mihi missus ab arvis*
Flos dabit; est hortis unicus ille meis. . . .
Protinus hærentem decerpsi pollice florem.
Fitque potens voti; Marsque creatus erat. . . .
Ovid. 5. Fast. 251.

tes nous comptent une histoire étrange & peu vraisemblable de Jupiter qui, transformé en pluye d'or, passa à travers le toit de la maison: ce qui n'est certainement qu'une fiction poëtique inventée pour rendre raison d'un Phenomene embarassant.

L'Histoire de Boreas qui s'enfuit par la fenetre du grenier avec une heritiere, & lui fit un enfant, comme on le voit dans les Metamorphoses d'Ovide: cette histoire, dis-je, regarde plus directement nôtre sujet, & fixe la maniere dont la fille conçut. Nous savons tous que la Poësie a coutume de personifier tous ses objets, & si une Dame se trouve grosse du vent, rien n'est si naturel que de faire un Dieu de cet element, & d'en attribuer les effets au pouvoir surnaturel *. J'avoüe

pour

† Nous devons interpreter de cette maniere ce que Ovide met dans la bouche de Flora, où elle nous dit qu'elle fut ravie par Zephir.

Ver erat; errabam; Zephyrus conspexit; abibam. Insequitur; fugio, fortior ille fuit. Fast. L. 5. v. 201.

pourtant qu'il y a ici une incongruité suivant mon Sisteme; mais cela vient peut-être de la liberté poëtique, ou bien, la Dame se trompa-t-elle peut-être touchant le coté du vent, en comptant son histoire. En general, toutes les fois que nous lisons que des filles ont été engrossées par des rivieres, par des dragons, par des pluyes d'or &c. nous pouvons conclure que cela n'étoit que le vent, que ce n'étoit au monde que le vent, que faute d'en connoître la cause réelle, on a été bien aise d'en donner des imaginaires, & les Poëtes faisissant de lieux communs si capables de faire fortune, y ont fait tant d'additions, qu'à la fin elles ne furent plus aperçuës qu'à la lumiere de la Fable & des Romans.

Si nous descendons de ces tems allegoriques aux âges qui les ont suivis, lorsque l'Histoire eut acquis un stile plus raisonnable, & se contenta de dire la verité sans la deguiser, nous trouverons aussi quelques exemples qui reviennent à notre propos. *Diodore de Sicile*, dans

dans une vieille Edition de ses ouvrages qui m'a été communiquée par le docte & ingenieux Docteur . . . . mon ami, nous aprend qu'une sorciere d'Egypte, parmi bien d'autres pretentions surnaturelles, eut celle de pouvoir devenir enceinte sans l'aide de l'homme ; & à la faveur de cette pretention elle auroit voulu se faire croire la celebre Isis, revenuë pour visiter son païs natal ; mais un Prêtre de Taautes ou de Mercure fut enfin trouvé dans le lit avec elle, & ce fut fini.

Polybe raporte une histoire qui revient plus directement à notre sujet ; mais il en parle avec tant de defiance de lui même, que je ne veux pas hazarder de la produite, de peur de donner un air de Romans à cet Ouvrage *.

Parmi les Historiens Romains je ne puis produire qu'un seul exemple tiré de *Tite-Live*, & il regarde une femme qui avoit la reputation d'être accouchée de deux jumeaux dans une Isle déserte où elle avoit fait naufrage, où il n'y avoit pas une face d'homme [illegible] pen-

* Voyez Polyb. L. 3, p. 236.

pendant l'espace de neuf ans avant sa délivrance. L'Historien nous dit qu'elle fut portée à Rome, & examinée devant le Senat; mais les particularités de cette histoire sont si longues & si ennuyeuses, que j'aime mieux renvoyer le Lecteur à l'Original, au .... livre de son incomparable Histoire.

C'est-là tout ce que j'ai pû rencontrer dans mes lectures, & que j'ai crû devoir raporter, comme pouvant donner quelque jour à mon hypothese, & la confirmer. Mais j'en apelle à l'ingenieux Mr. Warburton, le Juge souverain des vieux problêmes, & des controverses modernes, qui sçait bien le zèle qu'ont les Auteurs que leurs ouvrages soient estimés originaux. Je lui laisse juger si, non obstant tout ce que je viens de raporter, je n'ai pas le droit d'être regardé comme le premier qui a fait la découverte de ce mystere. Je prononce avec le plus profond respect le nom de cet Auteur qui incontestablement est aujourd'hui à la tête du Catalogue des Ecrivains Britanniques, & ce seroit pour moi un

un

plaisir inexprimable, s'il vouloit discuter ce sujet dans le prochain volume de sa *Legation Divine*, si tant est qu'il veuille obliger le monde avec une ouvrage si fort attendu. Que s'il arrivoit par hazard, qu'il n'eut pas de place pour le faire, étant déjà pourvu de son compliment de digression (car enfin un Livre ne peut pas tout contenir) j'ai encore la vanité de m'attendre à une Lettre de sa part par le premier Courier, par laquelle je me flate que, suivant son usage, il me remerciera & me fera quelques complimens sur mon ouvrage pour me faire une ouverture d'entrer en commerce avec lui.

Mais avant de conclure, il nous reste à expliquer le grand avantage, que le monde ressentira de la publication de cet ouvrage; car c'est ce qui doit me redimer du nom injurieux de faiseur de Projets, & me ranger au nombre de ces hommes illustres, qui ont été les Inventeurs des arts utiles pour la commodité, & le bonheur de la vie *.

* *Inventas aut qui vitam excoluere per artes.* Virg. VI, Æneid. 663.

Et en premier lieu, je me flate d'avoir merité la reconnoiſſance de tout le Beau-Sexe en general pour avoir deſabuſé le genre humain ſur la maniere dont les femmes peuvent devenir groſſes, & avoir apris comment une femme peut ſe trouver enceinte dans l'état du celibat, ſans que ſa vertu ait ſoufertè la moindre atteinte.

Cur ego deſperem fieri ſine conjuge mater,
Et parere intacto, dum modo caſta, viro?

Au lieu qu'auparavant, quand le monde étoit aſſez foux pour ſuppoſer que l'homme étoit toujours neceſſaire pour procreer, combien de Dames n'ont-elles pas perdu innocemment leur reputation? Combien de malheureuſes creatures n'ont-elles pas ſuccombé ſous la cenſure du monde malin? de combien de viſites n'ont-elles pas été excluës, & perdu de parties de cartes, combien de prudes ne ſe ſont-elles pas moqué d'elles, uniquement à cauſe du mince inconvenient d'être devenuës groſſes avant le mariage? Mais cette

cette découverte une fois repanduë, il ſera aiſé à une jeune Dame de perdre ſon pucellage, ſans perdre ſon honneur, & *de prendre l'air* ſans aucune crainte de calomnie & de reproche pour un plaiſir ſi innocent.

Jam redit & virgo, redeunt Saturnia regna,
Jam nova progenies cœlo demittitur alto.

Un ſecond grand avantage qui proviendra de ma decouverte, ſera une abolition totale du mariage, état dont depuis ſi longtems tout le monde polis ſe plaint comme d'une charge peſante, inſuportable, incompatible avec les autres articles du plaiſir moderne, & deſtructif de cette liberté qui appartient de droit aux honnêtes gens. C'eſt en conſequence du mariage, que nous voyons Ducs & Ducheſſes, Seigneurs & Dames, & les Grands de toute eſpece ſe proſtituer, faire des Divorces, ſe regaler reciproquement du poiſon, ſe faire mourir de faim, s'étrangler, & mettre en œuvre toutes les autres gentils artifices pour rompre leurs fers & ſe delivrer d'un esclavage pire que celui d'Egypte. Or, moi qui suis un des plus devoués admirateurs des Grands, disposé à estimer toute chose sage, juste & équitable, qui sorte de la bouche d'un Gentilhomme, je me crois heureux d'être l'Auteur d'un plan, qui est naturellement si conforme aux desirs des Grands; & je les delivrerai de la plus pernicieuse institution, qu'il y ait, qui n'est apuyée sur aucune autre autorité que sur celle de l'Ecriture, autorité si surannée, & si peu d'usage parmi la partie la plus polie du genre humain. Je ne puis douter que toutes les femmes à l'avenir ne choissent de multiplier l'espece sur mon plan. Je puis les assurer, pour leur consolation, qu'elles ne perdront rien de leurs plaisirs dans le commerce ordinaire avec l'homme; & la tendresse que les Dames ont toujours temoignée aux Zephirs prouve assez ce que je dis; quoique jusqu'ici elles aient été dans l'ignorance de la cause des sensations agréables excitées par ce vent amoureux.

Mais

Mais il reſte encore à faire connoitre le principal avantage ; & en le decrivant je ne puis à moins que d'élever mon ſtile,

Major rerum mibi naſcitur ordo
Majus opus moveo. . . . .

Il y a une certaine maladie qui n'eſt que trop epidemique, laquelle a beaucoup exercé la ſpeculation, & plus encore la pratique du genre humain. Que l'on l'appelle *lues Venerea* avec les Medecins, *indiſpoſition Venerienne* avec les Apotiquaires, *mal François* avec les Dames ; ou avec les gens polis, *Pox* ; n'importe : elle eſt connuë ſous tous ces noms, outre une infinité d'autres titres inferieurs, qui marquent les différens degrés de cette peſte puiſſante & deſtructrice.

- - - - - - - nomina mille,
Mille nocendi artes

Quelques-uns vous diſent que Colombe la porta de ſon nouveau monde Ameriquain dans une boite, & qu'elle n'eſt autre choſe que le *Jaws* * qui opere differemment ſur

* Maladie Ameriquaine.

les conſtitutions Européennes †.

D'autres ne ſont pas allé plus loin qu'en France, & nous aſſurent très-confidemment, que cette maladie nous a été apportée de ce païs-là avec toutes ces élegantes modes, pour leſquelles nous nous trouvons endettés vers ce païs de luxe & de rafinement. Mais quelque douteuſe & incertaine que ſoit ſon origine, ſes exploits ne le ſont pas, & que n'ai-je la plume de Fracaſtorius § pour décrire les ravages qu'elle fait ſur le corps humain ! Venez à mon ſecours vous tous, hommes perdus de debauche, tandis que je tache de peindre les degats de cette maladie honorable, de laquelle ſont mort cent de vos ayeux, & dont vous vous vantez vous mêmes avec tant d'oſtentation dans les Tavernes & les Ca-

† Quoique quelques Autheurs ſoutiennent que cette maladie eſt nouvelle, je ſuis perſuadé qu'elle eſt auſſi ancienne que les jours d'Hercules, & que ces illuſtres aſſaſſins, les Géans, en étoient infectés. La chemiſe envenimée de Neſſus, & les tourmens qu'il ſouffrit pour la mettre ne ſont qu'une parfaite allegorie poëtique que j'interprête de la maniere ſuivante : *Neſſus empeſta* ſa Maîtreſſe, & elle empeſta Hercule.

§ Auteur Italien qui a fait un très-beau Poëme Latin ſur cette maladie.

Cafés, au grand avantage de la vertu, & de la morale. Dites illuſtres —— & —— car vous le ſçavez, avec quelle fatale rapidité ce venin ſe repand dans tout le corps, comment il mine les dents, abbat le nez, porte la pourriture dans les os, & le poiſon dans les moëlles. Dites encore, déſirables enfans du plaiſir, car l'expérience peut auſſi vous l'avoir apris, comment par contagion ce mal ſe repand, & opere par communication? Des maris le donnent à leurs femmes, & des femmes à leurs maris; & non ſeulement il produit des mauvais effets durant la vie, mais il revit encore dans la poſterité, & eſt ſubſtitué aux heritiers des grandes maiſons. C'eſt une ſucceſſion aſſurée, & nous voyons ſouvent & trop ſouvent qu'un ſang corrompu eſt le ſeul héritage qui paſſe aux enfans des Nobles. De-là cette race enervée, foible de corps, & encore plus foible d'eſprit; race chetive, mal-bâtie, effeminée, qui porte ſur elle, en caracteres les plus liſibles, l'empreinte des crimes de ſes Peres: & quoique ſujets à être

em-

emportés par le moindre ſoufle de vent, ces miſerables individus ont l'arrogance de ſe carrer le long du Mail * avec des épées à leur côté, & de ſe figurer d'être des hommes. Helas ! les femmes de chambre de leur mere feroient mieux les hommes qu'eux.

Non his juventus orta parentibus
Infecit æquor ſanguine Gallico. §.

Or cette maladie, ſi terrible dans ſes effets & ſi pernicieuſe dans ſes conſequences, a été attaquée envain depuis pluſieurs ſiécles par tout l'art d'Eſculape. Le Mercure a épuiſé tout ſon pouvoir, les ſalivations étalent leurs influences purifiantes ſans effet, & le puiſſant *Ward* avec ſes celebres pillules aſſis dans ſon fauteuil à Whithall ſe deſeſpere de ſe voir vaincû par cette invincible maladie. Mais ce que ni les ordonances des Medecins, ni les operations des Chirurgiens, ce que ni les Gradués de la Faculté avec leurs purgations

* Promenade dans le Parc de St. James.

§ Voyez *Horat. l.* 3. *od.* 6.

† Céſar nous dit que nos Ancêtres Britanniques ont adoré Mercure au-deſſus de tous les autres Dieux. *Deum maxime Mercurium colunt.* La poſterité a de la vénération pour le même Dieu.

tions n'ont jamais pû venir à bout de faire ; je prétends d'obtenir d'une maniere sûre, aisée, & réelle (*absit superbia dicto*), & de chasser à jamais la verole hors de la domination de sa Majesté. Si tout ce qui a une figure femelle, (car je n'ose pas les appeller toutes femmes) vient agréer de se separer des embrassemens des hommes pour un an, (il me semble que ma proposition est très-honnête, & que je leur offre une chose qui les dedomagera bien de ce qu'elles perdront) dans ce cas cette playe destructive cessera de les obseder. Je laisse juger aux très-honorables Lords du Conseil privé, & je le leur recommande (avec toute la soûmission qui est duë à leur jugement & à leur merite) d'examiner si un Edit du Roy ne seroit pas bien employé, à defendre toute conjonction dans le Royaume pendant l'espace d'un an, à commencer à la prochaine Notre-Dame, afin d'arrêter l'accroissement & le progrès d'une contagion bien plus fatale que celle qui balaye à présent nos bêtes à cornes, & qui en verité merite bien autant l'interpo-

sition

ſtion de l'autorité publique.

Mais les faiſeurs d'objections peuvent encore demander. Si vos enfans deux fois diſtillés, qui ſuivant l'ancienne voye de la generation, paſſant à travers les vaiſſeaux feminales des deux Sexes, ne ſeront pas neceſſairement plus ſains, & plus vigoureux, que ne le ſeront vos enfans diſtillés qu'une fois, leſquels ne receveront la nouriture que de la matrice de la femme?

Quoique je puiſſe tirer pluſieurs argumens très-preſſans de la Philoſophie la plus profonde pour confuter un ſi ſot prejugé, toutesfois je prefere de repondre à cette queſtion par une autre. Je demande: Si la race preſente des Peres, ſur tout de ceux du premier rang, dans les circonſtances que je viens de rapporter, ſont tous propres à engendrer? Au lieu que quand on laiſſera les femmes procreer d'elles-mêmes & que le mal Venerien ſera banni de parmi nous, nous pouvons eſperer de voir alors une poſterité ſaine & robuſte. La valeur Brittannique recouvrera alors ſon ancienne gloire. Alors les *Creſſy*, alors

lors les *Agineourts*, alors les *Blenheims* continueront à embellir nos Annales.

Et Henry ne ſera pas le dernier qui ait conquis la France.

C'eſt pourquoi ne doutant pas que mon Siſteme n'ait un prompt ſuccès, je ferai mes efforts pour obtenir une Patente pour m'aſſurer le Privilege excluſif de l'avantage de cette decouverte ; & en attendant j'ai pris une maiſon en Hay-Market, (dans le marché au foin) où je donnerai audience, depuis ſept ou huit heures du ſoir juſqu'à minuit, à toutes les femmes qui deſirent de faire des enfans ; & ſi elles veulent ſe ſoumettre tranquillement à mes experiences, je leur aſſurerai leur groſſeſſe dans un tems convenable, à calculer depuis l'heure qu'elles m'auront favoriſé de leur viſite. Qu'elles conſiderent que la gloire, & l'intérêt de la Grande Bretagne dependent maintenant d'elles; qu'il eſt en leur pouvoir de relever notre vigeur; & je puis dire, de reformer la race Angloiſe. Par-là leur nom ſera celebre dans

l'Hiſl'Hiſtoire, comme d'illuſtres propagatrices des Heros, des fondatrices d'une nouvelle ſecte d'hommes, & leur poſterité deviendra de main en main auſſi fameuſe que celle des Dames Spartiates, & des Dames Romaines, dont pluſieurs galants exploits pour le bien de leur patrie dans des tems de détreſſe, engagerent les Poëtes & les Hiſtoriens à leur gloire.

Mais je m'adreſſe principalement & avec les plus vives inſtances à vous, Meſſieurs, qui brillez dans la dignité de Membre de la Société Royale, & je me flatte que vous voudrez bien recommander ce Traité en public avec toute la chaleur & le zele, qui devient le Promoteur des connoiſſances utiles, le Patron des Savans, le Juge des Sciences, & l'Inveſtigateur de la Verité.

Je ſuis, Meſſieurs, avec tout le reſpect, la deference, ſoumiſſion, & veneration poſſible,

Votre très-humble, très-obéiſſant, dévoué Serviteur,

ABRAHAM JOHNSON.

www.ingramcontent.com/pod-product-compliance
Ingram Content Group UK Ltd.
Pitfield, Milton Keynes, MK11 3LW, UK
UKHW021646260726
13994UKWH00003B/1299